Katzenschnupfen

mit Homöopathie

selbst behandeln

Kirsten Schulitz

AF221119

Katzenschnupfen
mit Homöopathie
selbst behandeln

© 2020 Schulitz, Kirsten

Herstellung und Verlag:

BoD – Books on Demand, Norderstedt

ISBN 9783752873283

Dieser Ratgeber ersetzt selbstverständlich nicht den Gang zum Tierarzt, Tierheilpraktiker oder Katzenhomöopathen.

Die Informationen und Ratschläge in diesem Ratgeber sind mit aller Sorgfalt zusammengestellt und mehrfach überprüft worden. Dennoch kann eine Garantie nicht übernommen werden. Eine Haftung der Autorin für Schäden irgendeiner Art, die sich direkt oder indirekt aus dem Gebrauch der hier vorgestellten Anwendungen ergeben, ist ausgeschlossen. Bitte nehmen Sie bei ernsthaften Beschwerden Ihrer Katze professionelle Diagnose und Therapie durch einen Tierarzt, Tierheilpraktiker oder Katzenhomöopathen in Anspruch.

Die Wirksamkeit der Naturheilkunde, so auch der Homöopathie, ist bisher wissenschaftlich nicht nachgewiesen oder umstritten.

Inhaltsverzeichnis

Vorwort

Katzenschnupfen kommt bei unseren Katzen leider recht häufig vor. Wird dieser nicht rechtzeitig richtig behandelt bzw. bleibt das Immunsystem des kleinen Tigers weiter geschwächt, kann dieses Krankheitsbild schnell chronisch werden. Und daher ist die Bezeichnung „chronischer Katzenschnupfen" so oft zu hören und zu lesen.

Bei chronischen Beschwerden, und so entsprechend auch beim Katzenschnupfen, kennt die Schulmedizin bis heute leider keine bzw. kaum Heilungsmöglichkeiten. Der Tierarzt behandelt i.d.R. rein symptomatisch mit Medikamenten und kann so den Schnupfen zwar durchaus zeitweise reduzieren, doch die Beschwerden bleiben langfristig bzw. kommen immer wieder.

Doch es gibt Alternativen, das Immunsystem der Katze so zu stärken und gleichzeitig den Schnupfen mit natürlichen Mitteln so zu behandeln, daß der Katzenschnupfen zumindest erträglich für das Kätzchen wird, bestenfalls natürlich geheilt werden kann.

Das Beste wäre, insbesondere wenn der Katzenschnupfen wirklich bereits chronisch ist, daß sich der Katzenhalter an einen erfahrenen und fachkundigen Tierheilpraktiker bzw. Katzenhomöopathen wendet. Doch leider macht dies nicht jeder.

Und aus genau diesem Grunde habe ich diesen Ratgeber geschrieben, um Ihnen sowohl bei einem beginnenden Infekt als auch im chronischen Stadium eine gezielte Hilfe an die Hand zu geben, für Ihren kleinen Tiger.

Natürlich kann dieser Ratgeber keinen Tierheilpraktiker oder Katzenhomöopathen ersetzen. Aber ich liefere Ihnen hier sämtliche mir bekannten Informationen, wie Sie das Immunsystem Ihrer Katze stärken und die jeweiligen Symptome so gezielt wie in einem Ratgeber nur möglich mit der Homöopathie angehen können.

Selbst wenn der Katzenschnupfen vielleicht nie ganz ausheilen mag, so kann man es durchaus erreichen, daß die Katze mit den Restbeschwerden gut zurecht kommt und zumindest keine Medikamente, wie insbesondere Antibiotika, mehr braucht; denn diese belasten den Körper weiter und schwächen das eh schon geschwächte Immunsystem immer noch zusätzlich.

Krankheitsbild

Katzenschnupfen ist praktisch ein Sammelbegriff für einen Symptomkomplex, verursacht durch unterschiedliche Viren bzw. Bakterien.

Ob es sich nun wirklich um Katzenschnupfen handelt oder doch nur um eine Erkältung, einen Infekt, hängt von den jeweiligen Viren/Bakterien ab. Für dieses Buch und meine hier dargestellten Behandlungsmöglichkeiten aber ist dies nicht so entscheidend.

Betroffen sind Augen, Nase, Mundhöhle und Hals/Rachen, wobei alle Bereiche Symptome zeigen können, manchmal aber auch nur in Teilbereichen Beschwerden sichtbar sind.

Als chronisch nun wird der Schnupfen dann bezeichnet, wenn er sich i.d.R. langsam und nach und nach entwickelt hat, weiter fortbesteht und aus schulmedizinischer Sicht nicht zu heilen ist.

Doch Katzenschnupfen kann durchaus geheilt

werden, zumindest die Symptome gelindert, wenn die Katze gesamt ohne Nebenwirkungen und Körperbelastungen unterstützt und gleichzeitig ihr Immunsystem gestärkt wird.

Ursachen

Was sind nun die Ursachen für Katzenschnupfen?

Auf jeden Fall ist immer das Immunsystem geschwächt. Doch wodurch wurde oder wird dieses geschwächt?

Hier nun wiederum sind die Gründe unterschiedlich.

Zum einen kann es sein, daß ein Katzenbaby bereits mit dem Schnupfen geboren wurde, weil die Mutter selber Symptome zeigt und/oder weil das Baby nicht perfekt bzw. unter erschwerten Bedingungen aufwächst.

Aber auch im Laufe des Lebens kann das Immunsystem so geschwächt werden, daß sich ein Katzenschnupfen schneller entwickeln kann. Und hier können dann verschiedene Faktoren eine Rolle spielen, nicht selten kommt eines zum anderen. Die Ernährung mag schlecht sein, keine gute Basis bilden. Es kann sein, daß die Katze überbelastet wurde mit

Medikamenten, Impfungen, Wurmkuren, Flohmitteln, etc.

Aber auch eine Impfung gegen Katzenschnupfen kann genau diesen auslösen. Dies kommt leider durchaus immer wieder vor, und ist mit ein Grund zu überlegen, ob man die Katze wirklich gegen Katzenschnupfen impfen sollte oder doch lieber nicht.

Und schließlich kann es auch seelische Gründe geben, die die Katze so belasten, daß sie daher krank wird, ihr Immunsystem schwach wird, sie hierdurch Katzenschnupfen bekommt.

Es ist durchaus wichtig, die Ursache so gut wie möglich auszumachen. Zum einen kann dies für die Behandlung mit der Homöopathie wichtig sein, zum anderen muß für die Zukunft natürlich dafür gesorgt werden, daß das Immunsystem von nun an gestärkt wird, z.B. durch eine wirklich gesunde Katzenernährung, nicht aber weiter belastet und geschwächt, wie es jede Impfung, Wurmkur, jedes Flohmittel leider macht; und auch seelische Ursachen, die aktuell noch einwirken, sollten so gut wie möglich behoben werden.

Stärkung des Immunsystems

Wie schon erwähnt, ist es ganz wichtig, das Immunsystem unserer Katze zu stärken.

Hier haben wir mehrere Möglichkeiten.

Zuerst einmal sollte die Katze so gesund und natürlich wie nur möglich ernährt werden. Denn die Ernährung ist immer die Basis, für Gesundheit oder Krankheit, für ein gutes oder schlechtes Immunsystem.

Zusätzlich ist es wichtig, den kleinen Tiger so wenig wie möglich zu belasten. Dies gilt für Impfungen, Wurmkuren, Flohmittel, Medikamente, Narkose. Denn all dies hat immer auch seine Schattenseiten. Diese Mittel sollten, soweit möglich, reduziert bis weg gelassen werden. Wenn erforderlich, sollten Sie sich, was natürliche Alternativen betrifft, an einen guten Tierheilpraktiker bzw. Katzenhomöopathen wenden. Auch in meinen weiteren Büchern finden Sie viele Anregungen.

Aber auch andere Belastungen, wie ätherische

Öle (Gift für Katzen), aggressive Reiniger, trockene Heizungsluft, auffällige Duftstoffe, können das Immunsystem der Katze schwächen bzw. belasten und sollten daher vermieden werden.

Natürlich können auch Streß und Kummer das Immunsystem schwächen. Nicht immer ist es uns möglich, diese Faktoren zu verhindern, doch auch diesen Aspekt sollte man im Auge behalten im Hinblick auf die Gesundheit unserer Katze.

Zusätzlich zu einer gesunden Katzenernährung gibt es einige natürliche Möglichkeiten, dem Immunsystem des Tigers einen positiven Kick zu geben. Diese Unterstützungen aus der Naturheilkunde führe ich gleich weiter einzeln auf.

Gesunde Katzenernährung

Das durchschnittliche industrielle Katzenfutter ist leider alles andere als prima und selten so toll, wie die Hersteller uns versprechen möchten. Im Gegenteil, so manches Katzenfutter kann leider gar krank machen.

Wenn wir unsere Katzen gesund ernähren möchten, dann müssen wir versuchen, die natürliche Ernährung, die lebende Maus, so gut wie möglich zu ersetzen.

Doch was für ein Futter erhält so manche Katze? Viele bekommen Trockenfutter. Wie nah ist das Trockenfutter der lebenden Maus? Null. Trockenfutter ist die unnatürlichste und ungesündeste Ernährung für sich und kann zu diversen Beschwerden führen, wie u.a. Harngrieß, Hautbeschwerden uvm. Daher sollte Ihre Katze rigoros kein Trockenfutter mehr erhalten.

Das durchschnittliche Feuchtfutter nun enthält oft ungesunde Zutaten wie Zucker oder versteckte Zucker, Farbstoffe, Konservierungsstoffe, Getreide. All dies kann die Katze ebenso krank machen.

Daher sollte die Katze hochwertiges Feuchtfutter erhalten ohne ungesunde Zutaten.

Am besten wäre, die Katze komplett zu barfen, sie also gesamt roh zu ernähren. Hier erhält die Katze alles, was die lebende Maus enthält, in den entsprechenden Verhältnissen.

Bekommt die Katze dennoch Fertigfutter, kann ab und zu ein rohes Stück Fleisch (Pute, Hühnchen) nicht schaden, um ihr zumindest ab und zu ein wenig der natürlichen Ernährung zu bieten und um den Zähnen etwas zu beißen zu geben. Vorsichtshalber sollte rohes Fleisch zuerst über Nacht tiefgefroren werden, um mögliche Parasiten, etc. abzutöten.

Ab und zu Milchprodukte zusätzlich darf der kleine Tiger ebenfalls erhalten, wie Quark, Hüttenkäse, Joghurt, etc. Diese natürlich immer pur und am besten bio. Hiermit erhöhen wir automatisch den Kalziumwert, denn Milchprodukte enthalten viel Kalzium. Dies ist wichtig, da bei nur Fleisch oder nur Feuchtfutter i.d.R. der Phosphatgehalt, durch das Fleisch, sehr hoch ist und somit das natürliche Verhältnis von Kalzium zu Phosphor von ca. 1:1 nicht eingehalten wird. Durch die Gabe von ab und zu ein wenig Milchprodukten erhöhen wir den Kalziumwert und gleichen das Verhältnis dieser beiden Werte wieder aus.

Viele weitere Details über eine gesunde Katzenernährung finden Sie in meinem Ratgeber „Das Katzengesundheitsbuch".

Je gesünder Sie Ihre Katze ernähren, umso besser ist ihre Basis für ein gutes, intaktes Immunsystem.

Joghurt zur Darmsanierung

Wie bei uns Menschen, so ist auch bei unseren Katzen ein gesunder Darm sehr wichtig bzw. mit eine wichtige Basis.

Nur wenn auch der Darm gesund ist, kann die Katze gesund werden.

Daher kann es nicht schaden, den Darm zu sanieren.

Und hier haben wir mit ganz normalem Joghurt sehr gute Möglichkeiten, denn dieser enthält viele wertvolle Bakterien, die für eine gesunde Darmflora wichtig sind.

Entsprechend kann das Kätzchen gerne einmal am Tag ca. einen Teelöffel Joghurt enthalten. Bitte Joghurt pur wählen und wie immer den Biobereich vorziehen.

Sollte der kleine Tiger den Joghurt nicht mögen, können Sie Griechischen Joghurt wählen. Dieser hat eine cremigere Konsistenz und wird von vielen Katzen sehr gerne geschleckt, meine eigenen eingenommen.

Vitaminpaste

Um das Immunsystem zu stärken, braucht unser Kätzchen ferner Vitamine.

Eine herkömmliche Vitaminpaste für Katzen enthält diese konzentriert, und kann daher gerne zusätzlich gegeben werden.

Bitte aber achten Sie darauf, daß hier keine ungesunden Zutaten enthalten sind, insbesondere kein Zucker oder versteckter Zucker (z.B. Saccharose), keine Konservierungsstoffe.

Moringa

Moringa ist ein Baum, den man auch als „Wunderbaum" bezeichnet. Nicht nur kann man alles von ihm essen (Blätter, Stiel, Wurzel, Samen), vor allem aber enthält er sehr viele Vitamine und Mineralien.

Und daher ist Moringa natürlich super, um das Immunsystem der Katze zu stärken.

Wichtig ist, daß man Moringa olifeira wählt und auch hier darauf achtet, daß am besten 100% Moringa enthalten ist, wieder natürlich bestenfalls bio.

Zwar gibt es spezielle Produkte für Tiere, doch bewährt hat sich eher das reine Pulver. Denn dieses ist leicht zu dosieren, und man kann es der Katze einfach und problemlos unters Futter mischen.

Das Kätzchen kann täglich ca. eine Messerspitze Moringa, untergemischt unters Futter, erhalten.

Sollte der kleine Tiger dies jedoch nicht gleich so annehmen, am besten anfangs mit einer noch geringeren Menge beginnen.

Propolis

Propolis ist ein „Nebenprodukt" der Bienen. Es ist auch unter den Bezeichnungen Kittharz oder Bienenharz bekannt.

Es ist ein Harzgemisch, das von bestimmten Bienen von unterschiedlichen Bäumen gesammelt und in den Bienenstock zum Schutz gebracht wird.

Propolis gilt u.a. auch als das stärkste natürliche Antibiotikum, das aber keine Resistenzen bildet, wie es bei chemischen Antibiotika der Fall ist.

Dieses natürliche Heilmittel ist antibakteriell, hilft also gegen Bakterien; ferner hat es sich gegen Pilzbefall bewährt, auch gegen Viren.

Genutzt wird Propolis u.a. zur Unterstützung der Wundheilung.

Und da sich Propolis auch bewährt hat zur allgemeinen Stärkung des Immunsystems, darf es in diesem Buch natürlich nicht fehlen.

Angeboten wird es in verschiedenen Darreichungsformen. Ich möchte Propolis als Spray empfehlen, denn so ist es leicht zu dosieren und kann der Katze ganz einfach aufs Futter gesprüht werden.

Allerdings muß ich auch erwähnen, daß es durchaus vorkommen kann, daß eine Katze allergisch auf Propolis reagiert, es also in dieser Hinsicht nicht verträgt. Insofern bitte gut beobachten; und wenn dieser Verdacht besteht, dann ist Propolis natürlich für Ihre Katze leider nicht geeignet.

Kolloidales Silber

Kolloidales Silber sind feinste Silberpartikel in destilliertem Wasser. Kolloid ist die Mischung von zwei nicht löslichen Substanzen, hier also Silber und Wasser.

Auch kolloidales Silber wirkt wie ein Antibiotikum, denn es vernichtet einzellige Parasiten wie Bakterien, Viren und Pilze.

Daher kann es bei entzündlichen Prozessen, was den Katzenschnupfen-Komplex betrifft, eine hilfreiche Unterstützung darstellen.

Kolloidales Silber wird in unterschiedlichen Dosierungen angeboten. Bewährt hat sich die Dosierung 25 ppm.

Die Katze kann es oral erhalten; hier ca. einen halben Teelöffel am Tag dem Futter beimischen.

Bei Augenentzündungen kann die Katze kolloidales Silber als Augentropfen erhalten;

hier am besten eine Pipette verwenden.

Hat die Katze eine Entzündung im Mäulchen und läßt sie es zu, kann sie täglich ein- bis zweimal sanft seitlich per Spritze ein wenig kolloidales Silber direkt ins Mäulchen erhalten.

Bitte beachten, daß kolloidales Silber nicht mit Wasser vermischt werden sollte.

Homöopathie

Die Homöopathie ist eine sanfte Naturheilkunde ohne Nebenwirkungen und ohne Körperbelastung. Sie arbeitet mit Informationen. Und da man Informationen bis heute nicht nachweisen kann, wird die Homöopathie leider nach wie vor offiziell nicht anerkannt. Doch daß sie funktioniert, brauche ich hoffentlich mit meiner heute 19jährigen Erfahrung nicht erläutern. Beweise erlebe ich und alle anderen Homöopathen täglich.

Doch die Homöopathie ist durchaus nicht so einfach, denn nur, wenn man das richtige Mittel wählt in der richtigen Potenz, kann sie ihre großartigen Möglichkeiten entfalten.

Auch sollte man Respekt vor der Homöopathie haben.

Daher bitte ich, die von mir vorgeschlagenen Mittel bewußt und bedacht zu wählen und zu geben und sich an meine hier erwähnten Potenzen zu halten.

Am besten immer nur ein homöopathisches Mittel zur Zeit geben, maximal zwei, mit einem guten Abstand unter den Gaben.

Homöopathische Mittel werden potenziert, was bedeutet, daß sie auf eine bestimmte Weise verdünnt werden. Je höher die Potenz, umso höher und tiefgreifender die Wirkung, und umso sicherer muß das Mittel passen.

Um obigem Respekt zu zollen, empfehle ich hier vorrangig niedrige Potenzen, wie insbesondere die **D6 oder die D12, höchstens die D30.** Zum einen haben sich diese niedrigen Potenzen bei einer symptomatischen Unterstützung, wie ich sie in diesem Buch schildere, bewährt, zum anderen kann man mit ihnen nicht so viel falsch machen, was z.B. zu häufige Gaben betrifft. Aber auch kann eine niedrige Potenz noch dann ein wenig helfen, wenn das Mittel nicht in allen Aspekten zutrifft, sondern nur teilweise, was bei Hochpotenzen, wie z.B. der C200, eher selten bis nicht der Fall ist.

Homöopathische Mittel gibt es in der Apotheke. Angeboten werden sie als Streukügelchen auf Rohrzuckerbasis, als

Tabletten auf Milchzuckerbasis oder als Tropfen mit Alkohol.

Bewährt haben sich insbesondere die **Globuli** (Streukügelchen), da man diese der Katze direkt sanft seitlich ins Mäulchen einstreichen kann. Ebenso kann man sie in z.B. ein wenig Kondensmilch auflösen, was die Katze dann aufschleckt, ohne die Gabe zu merken. Die Globuli sollten am besten mit der Mundschleimhaut in Kontakt kommen, daher bitte nicht in Leckerlies o.ä. verstecken. Eine Gabe mit Globuli entspricht bei einer erwachsenen Katze ca. **5 Stück**, Katzenkinder erhalten ca. 3 Globuli. Dies gilt für Globuli, die man u.a. in Deutschland, Österreich und der Schweiz erhält. Hier bei uns auf Teneriffa aber, und so ggf. noch in anderen Ländern, sind die Globuli größer. Sie sind hier größer als ein Stecknadelkopf. Hier entspricht eine Gabe nur einem Globuli.

Die Tabletten lassen sich einfach zu Pulver zermalmen und können daher ebenso mit z.B. etwas Kondensmilch gegeben werden. Eine Gabe entspricht **einer Tablette.**

Da die Tropfen Alkohol enthalten, ist diese

Variante die schwierigste. Meine Katzen aber nehmen Kondensmilch mit diesen Alkohol-Tropfen problemlos. Hier entspricht eine Gabe ca. **5 Tropfen.** Der Alkohol, da minimal, schadet der Katze nicht, doch nicht jede Katze nimmt dies an. Notfalls ein wenig stehen lassen, dann verflüchtigt sich der Alkohol.

Homöopathische Mittel

Aconitum

Echter Sturmhut

Aconitum ist angezeigt bei Beschwerden, die plötzlich und heftig auftreten, insbesondere bei plötzlichem (hohen) Fieber. Es ist das Mittel in der ersten Entzündungsphase. Aconitum ist grundsätzlich nur zu Beginn der Beschwerden angezeigt.

Allium cepa

Küchenzwiebel

So wie die Zwiebel unsere Augen tränen läßt, so ist Allium cepa angezeigt bei flüssigem Tränenfluß. Milder Tränenfluß aus den Augen, der wäßrig ist. Scharfer Nasenausfluß, ebenfalls aber wäßrig.

Apis mellifica

Honigbiene

Eine Entzündung mit deutlicher Schwellung, an einen Wespenstich erinnernd, ist ein Zeichen dafür, daß Apis das Mittel der Wahl ist. Hier ist die betroffene Stelle oft auffällig heiß und auch gerötet.

Belladonna

Tollkirsche

In der zweiten Entzündungsphase, nach Aconitum, ist oft Belladonna angezeigt. Erweiterte Pupillen sprechen für Belladonna, ein hochroter Rachenraum, aber auch Nasenbluten bzw. Nasensekret mit Blut. Bei Belladonna ist alles „heftig".

Bryonia

Zaunrübe

Bei Bryonia ist alles trocken, so auch die Schleimhäute. Ein trockener Husten verlangt oft nach Bryonia.

Dulcamara

Bittersüßer Nachtschatten

Bei Dulcamara ist die Ursache der Beschwerden entscheidend, ausgelöst durch feuchtkaltes Wetter, heiße Tage und kühle Nächte. Sind diese Wetterbedingungen die Ursache für die Symptome, kann Dulcamara angezeigt sein.

Echinacea

Sonnenhut

Echinacea kann ganz allgemein das Immunsystem stärken, hat sich jedoch vorrangig zu Beginn der Beschwerden bewährt.

Ferrum phosphoricum

Eisenoxidphosphat

In der Potenz D12 wird Ferrum phosphoricum als Schüßlersalz angewandt. Es reguliert den Mineralstoffhaushalt, so wie jedes Schüßlersalz. Ferrum phosphoricum stärkt allgemein das Immunsystem, anders als Echincea aber grundsätzlich. Es sollte über einen längeren Zeitraum gegeben werden.

Hepar sulfuris

Kalkschwefelleber

Eiter steht im Vordergrund dieses Mittels. Anders herum, steht der Eiter im Vordergrund der Symptome, kann Hepar sulfuris angezeigt sein. Die Absonderungen sind dick und riechen oft extrem, oft beschrieben als „wie alter Käse". Eine verstopfte Nase spricht oft gut auf Hepar sulfuris an.

Ipecacuanha

Brechwurzel

Auch wenn Ipec. ein Mittel ist, das ferner oft bei Erbrechen (nur Schleim) angezeigt ist, so kann es auch bei Schnupfenbeschwerden seine Dienste tun. Insbesondere bei Bronchialbeschwerden, wo Schleim deutlich hörbar ist, die Katze im Rachen bzw. Brustraum also komplett verschleimt ist, kann Ipec. gute Dienste leisten. Rasselnder Husten, erstickender Husten, all dies kann auf Ipec. deuten. Kurzatmigkeit ist oft die Folge dieser Verschleimung und ebenso zu bemerken.

Kalium bichromicum

Kaliumbichromat

Dieses Mittel hat eine starke Beziehung zu den Schleimhäuten. Es kann angezeigt sein bei zähem, klebrigem, fädigem Sekret, sowohl in der Nase als auch im Rachen.

Lachesis

Buschmeisterschlange

Lachesis gilt als das homöopathische Antibiotikum. Wenn man also an die Gabe eines Antibiotikums denkt, kann man zuerst Lachesis versuchen. Wenn Lachesis angezeigt ist, ist manchmal auch Blut, dunkel, mit erkennbar, z.B. im Nasenschleim.

Mercurius solubilis

Quecksilber

Mercurius ist das „Hauptentzündungsmittel"; es ist angezeigt in der dritten Entzündungsphase, nach Aconitum und Belladonna. Eine Entzündung ohne besondere weitere Auffälligkeiten kann somit gut auf Mercurius ansprechen.

Phosphorus

Gelber Phosphor

Phosphorus ist ein „großes" Mittel, das wir aber auch hier nur rein symptomatisch anwenden. Es hat Bezug zu den Schleimhäuten und hat sich u.a. bewährt bei Bronchial- und Lungenbeschwerden. Ferner sind typisch für Phosphorus helle Blutungen.

Pulsatilla

Küchenschelle

Typisch für Pulsatilla sind dicke, grünliche

Absonderungen. Die Beschwerden bessern sich i.d.R. an der frischen Luft.

Spongia

Schwämme

Insbesondere bei einer Kehlkopfentzündung, wo das Kätzchen nur noch heiser maunzt, ist oft Spongia das Mittel der Wahl.

NOSODEN

Nosoden spiegeln deutlich das Urprinzip der Homöopathie: Was einen Gesunden krank macht, macht einen Kranken gesund. Sie werden aus dem jeweiligen Krankheitserreger hergestellt.

Katzenschnupfen-Nosode

Diese Nosode kann grundsätzlich hilfreich sein, wenn Katzenschnupfen mit den entsprechenden Viren/Bakterien diagnostiziert wurde.

Sinusitis-Nosode

Bei einer Stirnhöhlenentzündung, oft

erkennbar am einseitigen Nasenausfluß, kann diese Nosode sehr hilfreich sein.

Beschwerden

ALLGEMEIN

Grundsätzlich bitte immer an die gesunde Basis denken durch eine **gesunde Katzenernährung.**

Zur Darmsanierung darf das Kätzchen täglich ein wenig **Joghurt** erhalten.

Und um das Immunsystem zu stärken, sollte es täglich entweder **Moringa** oder **Propolis** oder eine **Vitaminpaste** bekommen. Ist der Schnupfen sehr stark, kann die Katze anfangs all diese Unterstützungen erhalten. Geht es ihr besser bzw. halten sich die Symptome im Rahmen, reichen ein oder zwei dieser natürlichen Immunstärker.

Im Winter kann die **trockene Heizungsluft** oft unser krankes Kätzchen zusätzlich belasten. Daher immer gut durchlüften (aber natürlich so, daß es der Katze nicht zu kalt wird und sie keinen Zug bekommt) und ein paar Schalen mit Wasser aufstellen, um die Luftfeuchtigkeit zu erhöhen.

Ein *beginnender Infekt bzw. Schnupfen* kann manchmal mit wenigen Gaben **Echinacea D6,** eine Gabe am Tag, recht schnell gestoppt werden.

Um das *Immunsystem ganz allgemein zu stärken,* hat sich eine tägliche Gabe des Schüßler-Salzes **Ferrum phosphoricum D12** bewährt, über einen längeren Zeitraum von mindestens 7 Tagen, längstens aber 4 Wochen.

Beim chronischen Katzenschnupfen, da auch als *homöopathisches Antibiotikum* bezeichnet, ist **Lachesis in der Potenz D 30** oft eine Hilfe. Man gibt der Katze einmal am Tag eine Gabe, bis die Symptome deutlich zurück gehen. Wird es besser, sollte man Lachesis vorerst nicht weiter geben, bis eine Art Stillstand entsteht. Hilft Lachesis jedoch nicht, sollte es nicht länger als 3 Tage am Stück verabreicht werden.

Ein *plötzlich auftretender Infekt mit Fieber,* wo es dem Kätzchen auf einmal so gar nicht gut geht, reagiert auf **Aconitum in der Potenz D 6 oder D30.** Hier nur eine einzige Gabe geben.

Wenn Sie ahnen, daß der Infekt, der Schnupfen, aktuell *durch naßkaltes Wetter entstanden* ist, weil die Katze hier draußen war, sollten Sie an **Dulcamara in der Potenz D 6** denken, eine vorerst einmalige Gabe.

Hat der Tierarzt durch Virenbestimmung *Katzenschnupfen diagnostiziert*, kann man die **Katzenschnupfen-Nosode in der Potenz D 30** versuchen. Hier gibt man zuerst nur eine Gabe, die man, wenn erforderlich, einmal die Woche wiederholen kann.

NASE

Wenn die Katze entspannt ist und schläft, kann man sie zur Erleichterung **inhallieren** lassen. Hierzu stellt man einen Topf bzw. eine Schüssel mit kochendem Salzwasser neben die Katze. Läßt sie es zu, hält man zusätzlich ein Tuch über Katze und Topf, sodaß die befreienden Dämpfe sie noch direkter erreichen. Natürlich aber darf es ihr nicht zu warm werden und sie muß immer auch noch genügend Luft bekommen.

Eine deutlich *verstopfte Nase*, was auch zu Atembeschwerden führen kann, reagiert gut auf **Hepar sulfuris D12.** Hier reicht oft eine einzige Gabe. Andernfalls gibt man Hepar sulfuris D12 einmal am Tag, bis das Näschen nicht mehr zu ist, nicht aber länger als 5 Tage am Stück. Typisch für Hepar sulfuris ist ein auffälliger Geruch.

Wäßriger Nasenausfluß dagegen kann für **Allium cepa in der Potenz D 6** sprechen. Auch hier gibt man zuerst nur eine Gabe. Wird es durch Allium cepa besser, aber nicht gut, kann die Katze einmal am Tag Allium cepa erhalten, bis die Nase nicht mehr läuft, vorerst aber nicht länger als 5 Tage am Stück.

Pulsatilla in der Potenz D6 ist dagegen angezeigt bei *dickflüssigem, grünlichen Nasenauswurf.* Die Katze erhält eine Gabe am Tag, bis der Nasenausfluß zurück gegangen ist bzw. die Konsistenz sich verändert hat.

An **Kalium bichromicum D6** sollte man

denken, wenn der *stark riechende Nasenausfluß fadenziehend und dick ist, sich Schleimklumpen bilden.* Die Nase ist oft verstopft, die Katze atmet durch den Mund, sie mag auch öfter niesen.

STIRNHÖHLENENTZÜNDUNG

Falls der Schnupfen, der sich durch *eitrigen Nasenausfluß* äußert, nicht rechtzeitig erkannt wird, kann hieraus eine Stirnhöhlenentzündung resultieren. Diese erahnt man oft daran, daß der *Nasenausfluß einseitig* ist. In diesem Fall kann man die **Sinusitis-Nosode einmalig vorerst in der Potenz D 30** geben.

AUGEN

Bei Augenbeschwerden kann die Katze grundsätzlich sanft **kolloidales Silber** als Augentropfen, am besten per Pipette, erhalten, ein- bis zweimal am Tag.

Wäßriger Tränenfluß spricht für **Allium cepa**

D6, eine Gabe am Tag, bis es gut ist.

Eine *allgemeine Bindehautentzündung* kann **Mercurius solubilis D12** fordern, eine Gabe am Tag, bis die Entzündung zurück gegangen ist. Wird es jedoch nicht besser, maximal 5 Gaben.

Sind die Augen *geschwollen und gerötet*, sollte man an **Apis D6** denken. Vorerst nur eine Gabe verabreichen, oft reicht dies aus. Andernfalls eine Gabe am Tag, bis die Schwellung zurück gegangen ist. Ansonsten Apis nicht länger als 4 Tage am Stück geben.

Dicker, grünlicher Tränenfluß ruft nach **Pulsatilla D6,** eine Gabe am Tag, bis der Augenausfluß verschwunden ist.

Scheint der *Augenausfluß eitrig*, sollte man an **Hepar sulfuris D12** denken. Auch hier eine Gabe am Tag, bis es besser ist.

HALS

Bei Halsbeschwerden kann ein **Halswickel** oft Erleichterung verschaffen. Hierzu nimmt man ein feuchtkaltes Tuch, legt es um den Hals, wickelt hierüber einen leichten Wollschal. Dies läßt man so lange, wie es die Katze zuläßt.

Eine heftige Halsentzündung mit *hochrotem Rachen*, oft mit geschwollenen Mandeln, wird oft schnell durch **Belladonna D6** geheilt. Man gibt eine Gabe am Tag, bis das Kätzchen keine Halsbeschwerden mehr zeigt, nicht aber mehr als 4 Gaben am Stück.

Eine *allgemeine Hals- und Rachenentzündung* ohne weitere auffälligen Symptome reagiert gut auf **Mercurius solubilis D12,** eine Gabe am Tag.

Ist unser Kätzchen *heiser,* spricht dies für eine Kehlkopfentzündung, die durch **Spongia D6,** eine Gabe am Tag, geheilt werden kann.

BRONCHIEN und LUNGE

Auch Bronchialbeschwerden können mit einem **Halswickel** oft gut gelindert werden. Hierzu nimmt man ein feuchtkaltes Tuch, legt es um den Hals, wickelt hierüber einen leichten Wollschal. Dies läßt man so lange, wie es die Katze zuläßt.

Bei einem *allgemeinen Husten und allgemeinen Lungenbeschwerden* hat sich **Phosphorus D 30** bewährt. Die Katze erhält eine Gabe am Tag, bis diese Symptome verschwunden sind. Oft reicht schon eine Gabe. Ansonsten nicht mehr als 3 Gaben am Stück.

Ein *trockener Husten* ruft nach **Bryonia D6**, eine Gabe am Tag.

Scheint die Katze *stark verschleimt* im Bereich Hals und Bronchien, sollte man an **Hepar sulfuris D12** denken. Man gibt eine Gabe am Tag, bis die Verschleimung sich reduziert hat.

Bewährt hat sich **Ipecacuanha D6** bei einer *heftigen Bronchitis mit starken*

Rasselgeräuschen, erschwerter Atmung , *starkem Husten,* wo die Katze hierunter sehr leidet. Oft reicht hier schon eine einzige Gabe. Ansonsten gibt man Ipec., bis diese Beschwerden deutlich zurück gegangen sind.

ZAHNFLEISCH

Wurde *Katzenschnupfen diagnostiziert* und die Katze hat als Symptom eine Zahnfleischentzündung, kann **Lachesis D30**, das homöopathische Antibiotikum, diese Entzündung zurück gehen lassen. Man beginnt mit einer vorerst einzigen Gabe.

Zusätzlich kann die Katze **kolloidales Silber** erhalten, zum einen täglich ein wenig ins Futter, zum anderen, wenn sie es zuläßt, das kolloidale Silber direkt auf das entzündete Zahnfleisch auftragen.

Nachwort

Ich hoffe sehr, daß Ihr Kätzchen wieder ganz gesund wird.

Katzenschnupfen kann durchaus ein schwieriges Thema sein. Es kann sein, daß die Katze nie ganz beschwerdefrei wird, insbesondere dann, wenn sie schon länger bis lange heftige Beschwerden hat, es also wirklich chronisch ist. Doch denken Sie bitte immer daran, wenn es ihr dennoch gut geht, sie „damit leben kann", ist dies immer noch besser als dauerhafte Medikamentengaben, die den Körper noch weiter belasten, das Immunsystem zusätzlich schwächen.

Geht es Ihrem Tiger mit dem Schnupfen so schlecht, daß er deutlich Beschwerden hat, dann sollten Sie natürlich zum Tierarzt, wo er sicherlich Antibiotika erhält, damit er so aber erst einmal eine Erleichterung bekommt. Doch dann sollten Sie weiter alles versuchen, das Immunsystem zu stärken und den kleinen Tiger mit der Naturheilkunde zu unterstützen.

Auch möchte ich an dieser Stelle noch einmal erwähnen, daß ein Buch niemals eine individuelle und ganzheitliche Beratung und Behandlung ersetzen kann. Mit diesem Ratgeber möchte ich natürlich versuchen, daß Sie selber Ihrer Katze mit der Naturheilkunde ein gutes Stück weiterhelfen können. Doch wenn dies nicht ausreicht, möchte ich Ihnen wirklich ans Herz legen, sich an einen fachkundigen und erfahrenen Tierheilpraktiker bzw. Katzenhomöopathen zu wenden.

Ihre Kirsten Schulitz

Weitere Katzenratgeber

von Kirsten Schulitz

Das Katzengesundheitsbuch
Krankheiten vermeiden
und das Immunsystem stärken
mit einer gesunden Katzenernährung
ohne körperliche und seelische Belastungen
ISBN 978-3738627459

Symptomatische Homöopathie für Katzen
Homöopathische Hausapotheke
ISBN 978-3848221943

Ganzheitliche Katzenfibel
Alternativer Ratgeber
für ein glückliches und gesundes Katzenleben
ISBN 978-3837092882

Niereninsuffizienz bei Katzen

gezielt mit Homöopathie
und der richtigen Ernährung
selbst behandeln
ISBN 978-3744887991

Zahnfleischentzündung bei Katzen

mit Homöopathie und mehr Naturheilkunde
selbst behandeln
ISBN 978-3752813562

Haut- und Fellprobleme bei Katzen

mit Homöopathie, weiteren natürlichen
Heilmitteln und der richtigen Ernährung
selbst behandeln
ISBN 978-3752820065

Hilfe, meine Katze leckt sich kahl!

Ursachen und Behandlungsmöglichkeiten,
wenn die Katze sich ihr Fell ausleckt;

mit Bachblüten und Homöopathie
ISBN 978-3741255892

Katzengedichte

von Kirsten Schulitz

Samtpfötchen genannt

Katzengedichte

(gebundene Ausgabe mit Farbfotos)

ISBN 978-3743139947

Kirsten Schulitz im Internet:

www.Katzensprechstunde.de

Ganzheitliche Katzenberatung

online und weltweit

Katzenhomöopathie und -psychologie

www.naturgesunde-Katze.de

Gesunde Katzen durch Homöopathie und eine natürliche Basis

www.youtube.com/katzensprechstunde

Videos mit vielen Infos für unsere Katzen